TRAVAIL.--LOYAUTÉ.--PERSÉVÉRANCE.

MÉMOIRE

ADRESSÉ

A L'ACADÉMIE DE MÉDECINE,

Sur la Découverte de Moyens très prompts pour guérir radicalement les Maladies cutanées, telles que Dartres, Teignes, etc., et les Affections scrofuleuses.

PAR M. EUGÈNE BLANC, OFFICIER DE SANTÉ.

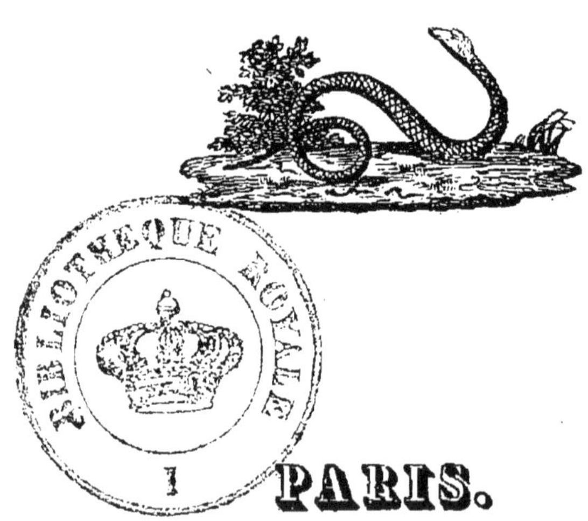

PARIS.

IMPRIMERIE DE MADAME DE LACOMBE,
Rue du Faubourg Poissonnière, 1.

1837.

MÉMOIRE

ADRESSÉ A L'ACADÉMIE DE MÉDECINE,

Sur la Découverte des Moyens très prompts, pour guérir radicalement les Maladies cutanées, telles que Dartres, Teignes, etc., et les Maladies scrofuleuses.

A MONSIEUR LE PRÉSIDENT,

ET A MESSIEURS LES MEMBRES DE L'ACADÉMIE DE MÉDECINE.

MESSIEURS,

En vous adressant l'exposé des circonstances qui m'ont conduit à découvrir des moyens curatifs contre les maladies qui affectent le plus péniblement l'espèce humaine et font de ceux qui en sont atteints des objets de dégoût à un tel point qu'ils sont à charge à eux-mêmes et repoussés par la société dont ils sont l'effroi,

J'ai mûrement réfléchi à la témérité qu'il y avait à appeler sur cet opuscule l'attention du premier des corps savans, de cet aréopage de sciences médicales; je ne l'aurais jamais hasardé si je n'avais été encouragé par la pensée que ce n'était point de mon écrit que votre haute science aurait à s'occuper, et que votre humanité vous disposerait à l'accueillir avec bienveillance quel que fût d'ailleurs le peu de talent avec lequel il aurait été fait, s'il ne contenait que des choses vraies et utiles. C'est ce que je crois pouvoir démontrer par des preuves irrécusables et revêtues d'un tel caractère d'authenticité que les esprits les plus incrédules seront forcés de se rendre à leur évidence: d'ailleurs de qui pouvait-il espérer plus que de vous, Messieurs? La haute position dans laquelle vous a placés votre profond savoir, vous met à l'abri de toutes sujétions et préventions; aucune influence ne peut vous atteindre : vous êtes comme une *Cour suprême*; votre mission est de réformer par de solennels arrêts les jugemens erronés, et de réparer ainsi le dommage qu'ils ont causé.

Messieurs, sans doute que celui qui se présente en disant qu'il a découvert les moyens de guérir des maladies jusqu'alors réputées incurables et dont la mort même n'arrête pas le cours, puisque ceux qui en sont atteints les lèguent bien avant leur décès aux générations futures, doit être l'objet d'une juste défiance; et si c'est à vous qu'il ose s'adresser, il faut tout au moins qu'il se croie bien sûr de ce qu'il avance. A cela je n'ai qu'une chose à répondre, voyez et jugez.

Avant donc de vous développer le tableau des résultats que je puis m'applaudir d'avoir obtenus, je crois devoir vous faire connaître les causes et circonstances qui m'ont conduit à parcourir une carrière dans laquelle je croyais ne jamais devoir entrer et dont 22 ans passés au service militaire semblaient devoir m'éloigner à tout jamais.

Pourtant il en a été tout autrement, puisque c'est précisément étant aux armées que j'ai été conduit à faire une découverte dont j'ai voulu faire profiter l'humanité en général, surtout la France ma patrie.

En 1811, étant dans les provinces Illyriennes, un de mes subalternes, ayant deux enfans atteints de la Teigne, une personne du pays se chargea de les guérir. Le père me consulta sur ce qu'il devait faire à cet égard; je crus devoir lui conseiller de s'assurer autant que possible si le remède n'était point dangereux, et dans ce cas de consentir au traitement, d'autant plus que cette maladie était considérée comme incurable en France.

Il suivit cet avis; et quel ne fut pas mon étonnement lorsqu'après avoir, pendant trois mois, suivi le traitement avec une extrême application, je reconnus une guérison complète et un parfait rétablissement de la chevelure; c'est ce qui me suggéra l'idée de faire faire par la même personne, de nouvelles cures sur les sujets que moi-même je lui procurai dans l'intention de m'assurer de plus en plus de l'efficacité de ce traitement, et de prendre les notes nécessaires tant pour la composition du remède que pour le mode d'application.

J'étais bien loin alors de penser que des revers de fortune me mettraient dans une position à avoir besoin de faire tourner à mon profit, ce que je n'avais considéré d'abord que sous le rapport de son immense utilité pour la société et surtout pour les malheureux qui sont affectés de ces maladies.

Lors des événemens qui en 1813 changèrent la position de

la France à l'égard de l'étranger, je dus rentrer dans mes foyers, après avoir passé 22 ans au service de mon pays.

Mon père avait perdu tout ce qu'il possédait, tant en France, sa patrie, que dans les états sardes qui cessèrent alors d'être français; il ne me restait pour unique ressource qu'un cinquième dans la succession de ma mère.

Déterminé par le besoin de me créer une existence, tenant toujours à faire tourner au profit de l'humanité le remède dont j'étais possesseur, je crus, pour concilier la philantropie et le bien-être de ma famille, devoir le donner aux pauvres et le vendre aux riches; mais, ainsi que vous le verrez par la suite, ces derniers ont été en minorité!

Voulant être bien assuré des effets de cette nouvelle manière de traiter, je crus devoir me livrer à de nouvelles recherches; il ne me suffisait pas d'avoir vu faire et fait moi-même des cures en Illyrie et d'être bien assuré que toutes me réussiraient, sous le ciel brillant de ces climats, je devais croire que l'Italie se trouvant dans les conditions atmosphériques analogues j'obtiendrais les mêmes résultats; il m'importait bien plus de m'assurer si le climat si différent des Alpes ne m'offrirait pas d'insurmontables difficultés, surtout en raison de cette extrême variabilité de température et de conditions de tous genres qui, dans les pays montagneux fait différence à l'infini; les phénomènes de la nature, qui s'y présentent à l'œil de l'observateur comme l'aspect et la position topographique changent à chaque pas. Toujours perséverant dans mon entreprise, qui était devenue l'objet de ma seule et unique pensée, j'explorai les vallées les plus profondes et les montagnes les plus élevées, m'occupant à faire des épreuves sur un grand nombre de sujets, les cherchant plus particulièrement dans des conditions diverses et même opposées; ainsi, tantôt j'explorai les gorges profondes où se fait sentir une chaleur insupportable; tantôt des montagnes dont la cîme couverte de neige presque toute l'année, étaient l'objet de mes soins, de mes études, m'exerçant également sur l'un et sur l'autre sexe, et de tous âges, sans perdre de vue les expériences que j'avais besoin de faire des végétaux du pays dont les vertus pouvaient n'être pas les mêmes que celles des plantes que j'avais employées.

Je continuai ainsi jusqu'en 1818, et ces traitemens m'étaient d'autant plus onéreux que j'étais obligé de les faire clandestinement pour me soustraire à la rigueur des lois médicales, d'y subvenir à mes frais et souvent d'y joindre des secours pendant que, ne recevant aucune compensation, je m'imposai moi-même des privations journalières.

Enfin, bien assuré que je pouvais braver l'influence des lieux, et que ma méthode pouvait être soumise avec avantage à l'examen de la science et à l'investigation la plus scrupuleuse, je crus pouvoir me présenter à la Faculté de Turin. J'étais pénétré des inconvéniens que présente le traitement ancien qui fait horriblement souffrir et frappe d'un stigmate ineffaçable les individus auxquels on fait subir le supplice de *la calotte de poix*, et les désigne à tout jamais comme ayant été affectés de cette terrible maladie. J'avais l'espoir et le désir d'adoucir ces maux et de démontrer que l'on pouvait s'abstenir désormais de cette barbare opération.

J'ai éprouvé à Turin tous les genres de difficultés; il n'est point de tracasseries auxquelles je ne fus en butte et que je n'aurais jamais pu surmonter sans la bienveillance de M. le comte de Saluce, alors ministre de la guerre, et M. le marquis de Cavours, inspecteur général des levées militaires, qui prirent en considération l'offre que j'avais faite à S. M. le roi Victor Emmanuel, de rendre propre au service militaire, dans l'espace de trois mois, tous les inscrits devant faire partie de l'armée qui seraient atteints des maladies sus dénommées. Sur un ordre émané du roi, je fus adressé par une lettre de M. le comte de Saluce à M. le comte Audiberti, président de la Faculté de médecine, auquel il était enjoint de donner des ordres, afin que je fusse mis à l'épreuve à l'hôpital de la Charité de cette ville.

Après toutes les formalités prescrites, M. le docteur Horacio Garnero, chirurgien primaire et chirurgien major de cet établissement, fut nommé inspecteur des traitemens que je devais faire et qui se succédèrent pendant les trois années 1819, 1820, 1821, ce que constate le certificat ci-joint.

« Je soussigné, Horacio Garnero, chirurgien primaire et
» chirurgien major de l'hôpital de Charité de Turin, déclare
» qu'ayant été nommé par le royal proto-médical de médecine
» de la capitale, en date du 24 septembre 1818, et par ordre
» ministériel, pour inspecter les traitemens qu'a faits M. E.
» Blanc pour la guérison des maladies cutanées, soit Dartres,
» Teignes, pour lesquelles il annonce être porteur d'un remède
» particulier; je déclare avoir suivi attentivement et journelle-
» ment, pendant les années 1819, 1820, 1821, toutes les cures
» qu'il a effectuées, et après cessation du traitement, j'ai visité
» chaque individu une fois par semaine pendant un an, et n'ai re-
» connu aucune répercussion, mais une complète guérison, et
» le parfait rétablissement de la chevelure, sans aucun dérange-
» ment intérieur, malgré l'abondance des dépuratifs qu'il leur a

» administrés (à la vérité très doux), principalement sur les nom-
» més *Guid*, *Alfurno*, *Damiano* et *Pietro Daiguidi* déjà tra-
» vaillés depuis quatre ans de cette maladie rebelle à tous les
» moyens curatifs; je déclare en outre que depuis que je pro-
» fesse l'art médical, je n'ai reconnu aucun remède aussi ef-
» ficace et si peu douloureux que celui dudit M. Blanc, et que,
» d'après mes connaissances et ma conviction, je crois que
» le royal proto-médical, pour le bien de l'humanité souffrante,
» peut avantageusement délivrer un brevet à M Blanc. »

» Turin, le 6 novembre 1818.

» *Signé*, Horacio GARNERO, D.-M. »

Pendant que je me livrais assidûment à ces épreuves dans l'hôpital de Turin, je prouvai à plusieurs docteurs en médecine, qui soutenaient que cette maladie n'attaquait que la classe indigente, qu'elle attaquait indistinctement toutes les classes de la société, et je leur fis voir que j'avais traité le fermier et les enfans du fermier du célèbre docteur Scarpa de Pavie, ainsi que deux demoiselles ses parentes, et je reçus de ce docteur des témoignages de bienveillance et de félicitations au sujet de cette heureuse découverte. Je fis voir aussi à MM. les docteurs que je tenais en traitement le neveu de l'illustre marquis de Barberoux, secrétaire de Sa Majesté.

Depuis cette époque, j'ai guéri, dans tous les pays où j'ai voyagé, des personnes de toutes les classes, notamment en 1834 ayant été appelé à Tonon (Savoie) par deux capitaines au service de Sa Majesté Charles Albert, aussi atteints de la teigne.

Cependant ils étaient natifs de Sardaigne où, à leur dire, cette maladie est plus commune que ne le pensent ceux qui prétendent qu'elle est rare dans les pays chauds.

Je puis citer, à l'appui de ce que j'avance, qu'à Gênes, pays maritime, il en existe un nombre considérable, que même dans l'hospice de mendicité de cette ville, sous le titre d'auberge des pauvres, il y en avait, lors de mon passage, cent trente-deux. Comme je puis dire que dans la maison de charité de Grenoble, il en existait trente-six malgré le peu de population de cet arrondissement.

Il est donc évident qu'en France, comme dans toutes les autres parties de l'Europe, cette maladie prive la société d'une portion de la population, même dans les pays les plus élevés du nord et du midi. St.-Claude, Besançon, en ont en quantité; dans la Provence, elle est aussi répandue qu'ailleurs, et les froids des montagnes n'en préservent pas les habitans du Cantal.

C'était en me livrant sans relâche à mes expériences, à l'étude et l'observation des effets de mes remèdes, que j'ai découvert qu'ils étaient aussi propres à la guérison des affections scrofuleuses, ainsi que des Dartres; ce dernier effet me surprit moins parce que je commençais à croire, ce dont aujourd'hui je suis bien convaincu, que l'on nomme dartres, dans bien des cas, ce qui n'est rien autre chose que la Teigne elle-même, dont souvent les sujets qui en sont atteints, déplacent ou étendent le siége, soit en se grattant et portant ensuite les mains sur d'autres parties; soit par toute autre cause accidentelle qui détermine l'irruption ailleurs qu'à la tête; mais la maladie n'en présente pas moins précisément le même aspect, en raison de la différence qui existe entre le cuir chevelu et la peau des autres parties; mais la maladie n'en est pas moins la même ainsi que je l'exprime dans mon ordonnance, et l'on en verra plus d'une preuve par la suite; notamment dans le traitement de la demoiselle Vallée, pendant lequel je fus dans la nécessité de démontrer à M. le baron Alibert que le siége de la maladie était à la tête, qui aurait sans doute été plus affectée, si le mal ne se fût pas étendu et porté sur d'autres parties en forme de dartre.

Enfin ayant exercé pendant trois années à Turin, désirant me rapprocher de ma patrie, je quittai cette ville après avoir reçu de la magistrature du Proto-Médical le diplôme dont je donne copie, et reçu des munificences de Sa Majesté et des témoignages de sa bienveillance; je partis pour Chambéry où je me livrai pendant deux ans à l'application de ma méthode, et je fis un grand nombre de cures, tant à l'hôpital que dans la ville et les campagnes environnantes, ainsi que le démontre le tableau ci-après et les certificats joints à l'appui.

Je pouvais être satisfait de ma position à Chambéry, où j'étais au moment d'avoir de l'administration générale des hospices des émolumens fixes, pour traiter les indigens qui auraient été admis dans une salle spéciale à l'hôpital de la Charité, malgré l'opposition de M. Rais, qui dit qu'il cesserait son service comme chirurgien-major des hôpitaux si on y admettait l'emploi d'un remède secret, qu'il fût bon ou mauvais. D'ailleurs ma clientelle s'augmentait chaque jour; je pouvais envisager un avenir heureux, la récompense de mes peines, de mes fatigues et une indemnité pour les sacrifices que j'avais faits pour atteindre mon but.

Mais, sans être mu par l'ambition qui ne m'aurait pas fait échanger un bien-être assuré pour des espérances éventuelles, sans calculer que la France grande et riche pouvait me récompenser avec plus de générosité que les petits et pauvres états sardes ; sans obéir à d'autres impulsions qu'à ceux du patriotisme, je voulus venir offrir à ma patrie le fruit de mes peines et de mes travaux.

Avant de venir en France, je voulus aller à Genève, sur l'invitation de plusieurs médecins de cette ville avec lesquels j'avais eu des rapports, notamment avec MM. Coïndet, Olivet, Monfalcon, etc...

J'y fus aussi déterminé par le désir et l'assurance d'y éprouver plus facilement les effets de ma méthode comparativement à celles qu'indiquaient tous les journaux; telles que la pommade épilatoire, le sirop régénérateur du sang, etc... j'avais dû croire que cette universelle panacée ne guérissait pas tous les maux, comme l'exprime assez plaisamment la longue nomenclature qu'a publiée monsieur Giraudeau, puisque les deux officiers sardes dont j'ai parlé avaient absorbé chacun douze de ces bouteilles sans qu'elles eussent produit d'autres résultats que de diminuer leurs finances. Ce serait une chose vraiment amusante, que l'assurance avec laquelle se présentent au public les Albert Chaumonot, les St.-Gervais, et *tutti quanti*, si à côté de ce que ces messieurs offrent de ridicule ne se trouvait le côté sérieux, bien sérieux sans doute, puisqu'il s'agit de la santé ou de la maladie, de la mort ou de la vie; et c'est de quoi ces messieurs se jouent, ce qu'ils font entrer dans la balance avec quelques écus, unique effet de leur ambition.

C'est donc à Genève que je fus bien assuré que tous ces prétendus remèdes présentaient tout au moins l'inconvénient d'empêcher les malades de se faire traiter d'une manière efficace, en leur inspirant une sécurité trompeuse qui leur fait perdre un temps précieux pendant lequel la maladie, de plus en plus invétérée, continue et étend ses ravages qui deviennent plus difficiles à arrêter et laissent des traces souvent ineffaçables.

Le docteur Ollivier exprime sur le sirop-régénérateur la même opinion dans un écrit fort lucide, que je me plais à citer; entre beaucoup d'autres vérités, il dit : « les Robs » anti-syphilitiques et régénérateurs du sang, de la composition » de monsieur le docteur Giraudeau de St.-Gervais, ont été » condamnés par le tribunal de police correctionnelle de la » Seine, sur le rapport légal de monsieur le professeur Orfila, » doyen de la Faculté de médecine de Paris, et de MM. Pelletier et Chevalier, membres de l'académie royale de méde- » cine, professeurs de l'école de pharmacie, chargés de leur

» analyse. Cette condamnation et le maximum de 600 fr. d'a-
» mende ont été confirmés par arrêt de la Cour royale de Pa-
» ris du 17 juin 1819.

» Depuis lors, loin de cesser son exploitation M. Gi-
» raudeau a infiniment multiplié les vertus de son Rob régé-
» nérateur du sang: c'est maintenant un remède contre les
» fléaux les plus terribles du genre humain ; les maladies les
» plus hideuses et les plus opiniâtres, qu'on croyait incurables
» il y a encore peu d'années ; contre les maladies chroniques
» rebelles provenant de la bile et des glaires, de l'âcreté du
» sang et des humeurs. M. Giraudeau joint à ces phrases
» si louangeuses une longue liste de toutes les maladies
» qu'il prétend guérir et qui sont à peu-près égales en nombre
» à celles que signale le dictionnaire des sciences médicales. »

Laissons-le donc se complaire dans une si belle œuvre et suivons monsieur le docteur Ollivier, qui continue en ces termes : « Quel que soit, dit M. Giraudeau de St.-Gervais, le
» germe des maladies décrites et quelle que soit leur ancien-
» neté, on peut répondre d'un issue favorable et assurer une
» guérison radicale en prenant exactement le Rob. Après l'é-
» numération fastueuse des vertus miraculeuses presqu'uni-
» verselles de cette panacée, on conçoit que Monsieur le pro-
» cureur du roi ait dit : Tous les moyens ont été employés par
» M. Giraudeau pour tromper le public. Ajoutons ici :
» l'imposture, c'est souvent la mort ; et ces abus monstrueux
» continuent en face des sommités de la magistrature et de la
» médecine dans la capitale du monde civilisé, et ils sont, avec
» autorisation de ses édiles affichés sur ses murs, jusque dans
» le sanctuaire de la justice.

» Certainement, la découverte réelle d'un spécifique contre
» un aussi grand nombre de maladies, la plupart dangereuses,
» méritait à son auteur des couronnes civiques : mais, les trois
» professeurs experts légaux ont constaté que ce Rob régéné-
» rateur du sang, préparé devant eux, contient cent fois
» moins de salsepareille que le sirop analogue du Codex, et
» qu'en supposant que le gaïac puisse remplacer la salsepa-
» reille, il est encore quarante fois moins actif que le sirop de
» salsepareille ordinaire ; qu'enfin M. Giraudeau a poussé
» la parcimonie jusqu'à remplacer le sucre par la mélasse.
» D'ailleurs ce Rob de gaïac et de salsepareille, serait-il cent
» fois plus actif, il serait aux yeux de tous les médecins sen-
» sés inefficace et même nuisible dans la plupart des maladies
» pour le traitement desquelles M. Giraudeau le fait dé-
» biter dans près de quatre cents villes de France et de l'é-
» tranger. »

Nous ne suivrons pas plus loin M. le docteur Ollivier dans cet exposé remarquable par sa lucidité et la logique la plus serrée, dans lequel il signale à l'indignation du Roi, à l'opinion publique, à la juste sévérité des magistrats, les Giraudeau et les Albert-Chaumonot qui ont l'impudeur d'accoler la majesté royale à l'annonce de leur honteux trafic sur ce qu'il y a de plus honteux, et cela sous le prétexte d'un brevet qui ne doit s'accorder que pour des spéculations purement industrielles et n'ayant rien de médical. Mais, les Giraudeau et les Albert-Chaumonot ne sont pas les seuls à exploiter la crédulité publique; il est douloureux de voir les frères Mahon parvenus à faire croire que leur pommade épilatoire guérissait de la teigne, et, ce qui est bien plus extraordinaire, à recevoir de la caisse des hospices des indemnités pour les frais de leurs prétendues cures, et ces indemnités s'élèvent à des sommes considérables; il est vrai qu'ils traitent un grand nombre de malades dans les hôpitaux et jusqu'à l'administration centrale au Parvis-Notre-Dame; le nombre n'est que trop grand puisqu'il ne fait que prolonger de beaucoup le traitement de ces infortunés, qui tous, sans exception d'un seul, présentent des signes évidens d'une santé appauvrie à tel point que s'il s'en trouvait de guéris quant à la maladie pour laquelle on les a traités, ils n'en seraient pas moins dans un état déplorable, frappés d'une vieillesse prématurée et présentant souvent les signes précurseurs d'une mort lente et douloureuse, soit, qu'ils contractent des maladies de poitrine, soit que les ravages qui résultent de ce dangereux traitement s'exercent sur d'autres organes.

Et malgré ces graves inconvéniens ils ne craignent pas de demander au gouvernement dix mille francs de rente pour publier leur recette: ma méthode, pour la quelle je suis loin d'avoir des prétentions si énormes, offre pourtant de bien grands avantages réels.

1° D'abord, de rendre presque nulles les dépenses de l'administration des hospices.

2° Les ouvriers pourront faire le traitement eux-mêmes sans pour cela perdre leur temps ni être distraits de leurs travaux pour conduire leurs enfans au Parvis ou dans les hôpitaux, et se priver ainsi d'une partie de leur salaire qui leur est d'autant plus indispensable que la maladie augmente les besoins de la famille.

3° Toutes les classes de la société pourront se procurer à un prix très modéré le Topique et l'ordonnance à laquelle il est si facile de se conformer, dans laquelle sera indiqué un moyen dépuratif très peu coûteux. Enfin je guéris et les frères Mahon ne guérissent pas; qu'on examine mes nombreux et authentiques certificats; que l'on considère les traitemens que je fais à l'hôpital des enfans malades sous la surveillance, et j'ose dire à la satisfaction de monsieur Guersent; que l'on réfléchisse que MM. les docteurs Marjolin, Marc, Guersent et de neuf autres médecins de la Faculté de Paris, m'ont félicité sur une cure que j'ai faite sur la demoiselle Vallée que j'ai guérie d'une Dartre rongeante. Ils me témoignèrent, dans les termes les plus flatteurs, combien cette guérison leur semblait admirable, et s'offrirent les premiers à parler en ma faveur au sein même de l'Académie; en effet je pouvais m'enorgueillir d'un tel succès : il suffira pour s'en faire une idée de lire avec attention ma lettre du 3 juin 1835 à M. le baron Alibert, de laquelle je donne copie.

Si quelques personnes de l'art croyaient que ce que j'avance n'est dicté que par la présomption, je les invite à venir comparer les effets de leurs traitemens avec les résultats du mien et à faire l'expérience ainsi que moi sur les sujets dont les maladies sont les plus invétérés; je demanderai de plus que l'état des malades soit constaté par des docteurs impartiaux avant le traitement pour l'être également après la cure.

Ce que j'appelle de tous mes vœux c'est d'être bien connu, apprécié et jugé.

Je dois ajouter que les individus que j'ai guéris des Teignes les plus invétérées, il y a déjà six ans, jouissent aujourd'hui d'une belle chevelure et d'une santé parfaite, ainsi que je puis le prouver par des attestations authentiques.

J'ai été entraîné à abandonner la narration de mon arrivée et de mon séjour à Genève, où de nouvelles cures, dont quelques-unes sont portées au tableau, prouvent que j'y employai utilement mon temps, soit dans la ville, soit dans les pays voisins.

J'y éprouvais aussi les persécutions de la prévention et de la cupidité qui veut jouir du monopole et se réserver le droit de traiter sans pouvoir guérir, et ne s'inquiète pas des intérêts de l'humanité.

J'étais habitué aux tracasseries, et j'en étais dédommagé par la satisfaction que me faisaient éprouver les guérisons que j'opérais, dont je publie les certificats authentiques, ainsi que les félicitations et les témoignages d'amitié que je recevais par d'estimables docteurs, tels que MM. Coïndet, Olivet, Monfalcon, Chouit, etc...; ainsi que de M. *Nicolas*, médecin du ministre des affaires étrangères à Paris, qui est resté trois mois à Genève pour y observer le traitement et la guérison d'Antoinette Pilet de Crête, près Genève.

Le désir ardent que j'avais de rentrer en France me fit enfin quitter Genève, d'où je me rendis à Châlons-sur-Saône, et où je me présentai à M. le docteur Dépine pour solliciter de lui la faveur de faire quelques traitemens sous sa surveillance ; il y consentit en me disant que cependant si mon remède n'était pas meilleur et plus efficace que celui des frères Mahon, dont il n'avait jamais pu obtenir un succès, il ne valait pas la peine de séjourner dans cette ville, qui du reste contenait peu de maladies de ce genre.

Je lui répliquai que j'étais sûr du succès, et que le nombre des malades était plus considérable qu'il ne croyait, attendu que la plupart des personnes atteintes de ces maladies, prennent grand soin de les cacher.

Quarante-huit heures après que j'eus fait circuler mes prospectus, il fut convaincu de la vérité de mon assertion, en voyant venir chez moi au moins trente Teigneux ou Dartreux, parmi lesquels se trouvaient de ses cliens qui lui avaient fait mystère de leurs infirmités, ne voulant pas se soumettre au traitement de la redoutable calotte de poix.

C'est donc sous les yeux de cet estimable docteur et de M. Chaise, son digne collègue, que je fis les cures qui sont attestées par les certificats dont je donne copie; pendant le cours de ces traitemens, je fus demandé par M. Pacard, sous-préfet de Châlons, à qui j'avais eu l'honneur de faire plusieurs visites; il me communiqua le rapport qu'il venait de recevoir de M. le maire de St.-Martin en Bresse, par lequel ce fonctionnaire se plaignait des ravages épidémiques que faisait la Teigne dans sa commune.

Sur l'invitation de M. le sous-préfet, et muni d'une lettre de lui, je me rendis à St.-Martin, chez M. le maire, qui m'accompagna à l'école, et il fut démontré par tous les moyens possible, jusqu'à l'évidence, et bien constaté, que les vingt-deux malheureux enfans atteints de la Teigne, la tenaient du fils aîné de l'adjoint par l'intermédiaire de ses frères, qui à leur tour l'avaient communiquée à leurs camarades, parmi lesquels elle s'était propagée.

Je puis donc soutenir que cette maladie est contagieuse, contrairement à l'opinion de ceux des membres de la Faculté, qui prétendent qu'elle ne saurait être communiquée par le contact.

Je partis de Châlons, d'où je puis dire avec assurance que je reçus des preuves d'estime, et où je laissai des regrets. J'étais tourmenté du désir de venir à Paris; mon intention était de me présenter à vous, Messieurs, dès mon arrivée à

Paris, pour remplir les formalités prescrites par la lettre de M. le ministre de l'intérieur, du 18 juillet 1832, sous le numéro 3,614; je n'en fus détourné que par l'accueil très flatteur et avantageux que je reçus de M. le baron Alibert, qui, au moment de ma première visite, me confia sept malades.

Désirant ne pas fatiguer par des répétitions inutiles, je prie qu'on veuille bien lire la lettre que j'adressai à ce docteur, le 3 juin dernier, et qui fera connaître jusqu'à quel point j'ai lieu de m'applaudir et de m'être en quelque sorte placé sous son patronage, dans lequel j'avais mis toute ma confiance.

C'est à vous, Messieurs, appréciateurs éclairés, de juger de l'importance des découvertes qui peuvent intéresser l'humanité, de juger, dis-je, avec votre équité habituelle, si mes travaux sont dignes de vos suffrages, que j'ambitionne ardemment, et qui seront ma plus douce récompense. Je vous prie, Messieurs, de prendre en considération les résultats bien évidemment obtenus et constatés, ainsi que les efforts et sacrifices que j'ai été obligé de faire; moi, étranger à la science; moi, pauvre, puisque mon père avait perdu toute sa fortune; moi, obligé de lutter contre les préventions de la jalousie, de la cupidité, et les intrigues de tous genres; c'est à vous de prononcer, si j'ai mérité d'être dédommagé de tant de tribulations par la protection du Gouvernement, qui me sera acquise, si, comme j'ose l'espérer, vous m'accordez votre bienveillance.

Messieurs, si vous jugiez les preuves que je produis insuffisantes pour éclairer votre religion et devoir vous mettre à même de prendre une décision avec connaissance de cause; je vous prie de vouloir bien nommer une commission qui serait chargée de vous faire un rapport sur les opérations que je pourrais faire de nouveau sous sa surveillance, d'après votre demande à M. le ministre de l'intérieur, qui sans doute accordera non seulement son adhésion, mais aussi les moyens indispensables pour subvenir aux dépenses de ces importantes cures.

Recevez, je vous prie,

Messieurs,

L'assurance de la parfaite considération avec laquelle j'ai l'honneur d'être,

Votre très humble serviteur,

EUGÈNE BLANC, Officier de Santé,

rue de Sèvres, 125.

PIÈCES PROBANTES.

1° BREVET.

La magistrature du Proto-Médical de la royale Université des études de Turin.

Est recouru à nous M. E. Blanc de Chambéry, pour obtenir la permission de vendre et débiter un remède dont la composition est son secret, pour guérir les maladies cutanées, comme Dartres, Teignes et autres; et nous, ayant examiné attentivement une telle préparation et les ingrédiens qui la composent, dont nous nous sommes fait faire l'aveu sous le sceau du secret, et seulement à un des membres de ladite magistrature, duquel aveu il est résulté que son remède ne pouvait être que très utile à la société, nous nous sommes disposés d'un commun accord et avec satisfaction, à permettre la vente dudit remède, ainsi qu'en vertu de quantité de certificats qu'il nous a présentés, et dans lesquels se trouve celui de M. le chirurgien-major Horacio Garnero, chirurgien primaire des hospices de cette ville, qui prouve les avantages qui ont déjà été obtenus par l'application de son remède.

Ensuite de quoi, et par les présentes de nous signées et munies de notre sceau, et en vertu des autorités que S. M. nous a accordées, nous déclarons que M. E. Blanc est autorisé à vendre dans les états de S. M. et en sa qualité d'officier de santé, la susdite préparation dans tous les états de S. M. dépendans de notre juridiction.

Turin, le 2 du mois de février de l'année de Notre-Seigneur 1829.

Signés à l'original : GAZELLI, réformat.
CHIEZA, chef.
SOBRERA, secrétaire.

Enregistré à Chambéry, le 4 septembre 1830, registre 7, f° 155; *signé* MONNET, secrétaire de la réforme.

L'année de Notre-Seigneur 1829, et le 17 du mois de novembre à deux heures après-midi, pardevant moi, royal notaire de cette commune, c'est M. Charles Bruno Guascho de Solère, accompagné de témoins ci-après désignés; lequel nous a déclaré avoir été traité par M. Eugène Blanc, officier de santé, d'une dartre vive et universelle qui s'est déclarée à la suite de deux gales et une maladie vénérienne mal soignée; qu'il ne s'était adressé à M. Blanc que par le conseil réitéré de M. le docteur Paganini, propriétaire de l'établissement de santé d'Oleggiot, et de son substitut M. Trugi, qui ont confirmé les conseils et l'efficacité du remède de M. Blanc; ledit Charles Bruno déclare en outre que la dartre s'était déclarée à l'âge de soixante ans, et qu'elle lui couvrait toutes les parties du corps, que l'intérieur de ses mains n'en était pas même exempt (tous ces faits sont à notre parfaite connaissance comme notaire du pays), et que pendant les trente-trois jours de traitement, bien que M. Blanc eût employé l'acide sulfurique pour ses bains, il ne s'est jamais ressenti ni maux de tête, ni maux d'estomac, ni même un vomissement, et qu'au contraire, les remèdes de M. Blanc ont eu tout le succès qu'on pourrait désirer, et qu'il est pleinement satisfait du traitement.

Signés Charles-Bruno GUASCHO.
Jean-Baptiste SÉBASTIANI.
Nicolas BARDOLERA.
GUASCHO, royal notaire.

Vu et certifié véritables les signatures ci-dessus apposées, et principalement celle de M. le notaire Guascho Charles, royal notaire, et à laquelle on peut prêter foi.

Alexandrie, 18 novembre 1828.

Pour M. le Préfet indisposé.

Signé MAUROSA, Secrétaire.

Hôpital major des infirmes de la ville de Vercelli, sous le titre de St.-André.

Pardevant nous illustres médecins du Proto-Médical et des seigneurs Castel-Novo et Ambroise de Gatinary, nous avons convenu avec M. E. Blanc, en notre qualité de médecins et administrateurs de cet hôpital, qu'il traitera six malades dont trois atteints de Dartres, et les trois autres de Teignes, et que s'il obtient leur guérison, nous lui donnerons à titre de récompense, la somme de six cents francs qui ne lui serait payée qu'une année après jour pour jour, et à condition qu'ils seront visités une fois par mois, par un des médecins dudit hôpital, pour s'assurer s'il n'existe pas des répercussions, et si le rétablissement de la chevelure a lieu comme il nous l'a promis.

Tous ces faits devront être constatés par un de nos chirurgiens-majors, qui dressera un procès-verbal; et, sur la représentation dudit, M. le caissier lui paiera la somme convenue.

Fait à Vercelli, le 26 janvier 1829.

Signés, CASTEL-NOVO et Ambroise de GATINARY.

Signé, POLASTRO.

Je soussigné, déclare que les six malades qui ont été confiés aux soins de M. Blanc, sont parfaitement guéris; et que, dans toutes les visites que j'ai faites mensuellement, je ne me suis aperçu d'aucune répercussion; et qu'au contraire, le rétablissement de la chevelure est parfait.

Vercelli, le 6 septembre 1830.

Signé, ORIONE.

A la suite du certificat de M. le chirurgien Orione, il a été payé à M. Blanc les six cents francs qui lui étaient dus, d'après les conventions passées avec MM. les administrateurs dudit hôpital, le 26 janvier 1829.

Vercelli, le 6 septembre 1830.

Le caissier de l'hôpital :
Signé, MURATI.

Je soussigné, déclare, Antoine Barbery, chirurgien approuvé de la commune de Monbercelli, province d'Asti, que M. E. Blanc, officier de santé breveté de la royale université de Turin, a traité, sous ma surveillance, les individus ci-après dénommés, atteints de la maladie de la Teigne; savoir : Charles Freddi, fils de Jean-Baptiste; Guillaume, enfant naturel, d'Alexandrie; un autre enfant naturel d'Alexandrie; tous les deux domestiques; et le quatrième, de la commune de Vinchio, lesquels quatre individus ont été parfaitement guéris, avec le rétablissement de la chevelure; et cela, dans l'espace de deux mois et demi; en foi de quoi je lui ai délivré le présent.

Monbercelli, le 24 juillet 1830.

Signé, BARBERY, Chirurgien.

Vu pour la légalisation de la signature de M. Barbery, chirurgien en cette commune, le 24 juillet 1830.

Je déclare, moi soussigné, que M. Blanc a traité onze individus de divers sexes et âges, affectés de la Teigne, tous résidens en cette commune; et que, dans l'espace de deux mois, les susdits ont été parfaitement guéris, avec le rétablissement de la chevelure; je déclare en outre, que cinq des susdits individus étaient pauvres, et ont été guéris gratuitement. En foi de quoi.

Castiglione, le 24 mai 1830.

Signé, le Délégué de la Faculté, ALLARDI.

Vu, pour légalisation de la signature de M. Allardi.

Castiglione, le 26 mai 1830.

Signé, VISONE, Syndic.

Je soussigné, prévôt de l'église paroissiale de Vinchio, déclare que M. E. Blanc, de Chambéry, dans l'intervalle de deux mois qu'il a habité cette paroisse, pour y traiter différentes personnes atteintes de Dartres et de Teignes, les a parfaitement guéries.

Vinchio, le 6 août 1830.

Signé, Jean PHIONE, Prévôt.

Nous, châtelain et propriétaire de cette commune, certifions être la pure vérité, la déclaration ci-dessus écrite; et que M. Blanc a mérité la bienveillance publique; non seulement par les cures gratuites qu'il a faites dans notre commune, mais encore par la conduite qu'il y a tenue.

Vinchio, le 15 août 1830.

Signé, SIRIATI-CASTELLANO.

(*Ici suivent douze signatures.*)

Après avoir examiné attentivement les ravages que faisaient les maladies cutanées dans le Piémont, et reconnu à-peu-près la quantité de Teignes et de Dartres de chaque province, et les avoir signalées à la Faculté de médecine de Turin, je me rendis à Chambéry, où je mis toute l'activité possible pour approfondir l'art de guérir ces affections, et connaître si elles étaient aussi fréquentes en Piémont qu'en Savoie; et en considération du climat, j'ai reconnu que, bien que la Savoie soit d'une température plus froide, par cette raison l'air beaucoup plus vif que celui du Piémont, et que d'après une correspondance avec les 622 curés qui desservent la totalité des paroisses de ce duché; j'ai reconnu que le nombre des teigneux ou dartreux, existant

dans la Savoie propre, était de	855
Plus, dans la province Genevoise	585
— — — — — Chablay	562
— — — — — Faucigny	593
— — — — — Haute Savoie	517
— — — — — Morienne	350
— — — — — Tarantaise	538
Total	4,000

Et d'après une visite qui a eu lieu dans le couvent des Sœurs de Saint-Joseph, à Chambéry, 80 filles ont été renvoyées, ainsi que 34 garçons, de l'école des Frères de la Doctrine Chrétienne; cette visite a eu lieu par ordre supérieur, et en vertu du règlement des écoles.

Ces circonstances me mirent dans le cas de faire un rapport

à la magistrature de santé de Chambéry, pour prouver aux membres de cette magistrature, que cette maladie (la Teigne) était non seulement contagieuse, mais encore héréditaire.

J'ai prouvé, par ledit rapport, que les trois filles du sieur Colombans, de la commune de Valloire, étant atteintes de cette maladie, et s'étant mariées, il en est résulté que l'une a communiqué son mal à quatre de ses enfans, l'autre à cinq, et la troisième à sept; que quantité de jeunes gens, pour se soustraire au service militaire, pendant le règne de Napoléon, s'étaient procuré cette maladie, qu'ils la propagent encore aujourd'hui, et qu'un abus préjudiciable à la société existait dans toutes ces communes, où des femmes mêmes, et des individus sans aucunes connaissances médicales, se permettent, en contravention aux lois, d'appliquer des remèdes, et principalement la calotte de poix.

Il résulte de cet abus deux graves inconvéniens : 1° Une grande partie de ces malheureux restent chauves, et par conséquent comme exilés de la société, parce que cela même fait connaître de quelle infirmité ils ont été originairement affectés. 2° Beaucoup d'autres restent estropiés par les dépôts des humeurs qui ont été détournées sans évacuation; les certificats ci-après prouveront ce que j'avance. Cette maladie est tellement contagieuse, qu'elle peut être communiquée aux hommes par des animaux domestiques; le fait suivant le prouvera :

Le nommé Jean-Baptiste Fontaine-Labiole, domestique chez M. le marquis de Costa, à la Motte, à l'âge de 42 ans, en pansant journellement un mulet galeux, prit cette maladie, qui ne se déclara que trois mois après, en Teigne miliaire; l'intérêt que M. de Costa portait à ce jeune homme, le mit dans le cas de le faire traiter par le premier médecin de Chambéry. Le 7 octobre 1831, il me fut envoyé par M. le docteur Gouverd, avec une lettre de recommandation, pour mettre tous mes soins à obtenir sa guérison.

D'après les interrogations, il résulte que cet homme avait supporté tous les remèdes imaginables, et vingt-quatre calottes de poix; que sa maladie, comme je l'ai dit, ne lui fut communiquée que par un mulet; et c'est la seule de toutes celles que j'ai traitées, qui n'ait cédé à mon traitement qu'au bout de sept mois, et qui m'a obligé même d'employer les fumigations sulfureuses, d'après la méthode du célèbre docteur Gall.

D'après les certificats de plusieurs médecins, il résulte que quatre-vingts ont été guéris; et il en existe au moins cent autres dont je pourrais donner les noms.

Le docteur Revet déclare avoir connaissance de plusieurs cas de Teignes rebelles, qui ont cédé au traitement de M. Blanc, pendant l'année 1831; et que j'ai visités aujourd'hui de rechef, 10 juin 1833. Je les ai reconnus parfaitement guéris avec l'entier rétablissement de la chevelure.

Chambéry, 10 juin 1833.

Signé, Docteur REVET.

J'ai visité aujourd'hui plusieurs personnes qui avaient été traitées par M. Blanc, pour des maladies cutanées, telles que Dartres et Teignes; j'ai reconnu aussi leur parfaite guérison et le rétablissement de la chevelure; ce traitement a eu lieu dans le cours de 1831.

Je signalerai, parmi le nombre de ces personnes, Madelin Hyacinthe, âgé de 23 ans, qui avait apporté cette maladie de naissance, qui ne présente plus que les cicatrices d'une Teigne ulcéreuse parfaitement guérie; et Richard Marie, âgé de 22 ans, qui se trouve en permission en ce moment, et appartient à la première compagnie du deuxième régiment de Savoie; qui, sans les opérations et les traitemens de M. Blanc, aurait joui de la réforme.

Chambéry, le 10 juin 1833.

Signé, BORSON, Docteur-Médecin.

Vu pour légalisation des signatures ci-dessus, de MM. Revet et Borson, en leur qualité de docteurs-médecins.

Chambéry, le 11 juin 1833.

Signé, le Syndic, DESVILLER-DE-TRAVERNET.

RÉPUBLIQUE DE GENÈVE.

Je déclare avoir suivi la cure des deux sœurs Manzes, atteintes de Teignes, qui avaient résisté à différens traitemens, et qui ont cédé à celui de M. Blanc; et qu'aujourd'hui elles sont parfaitement guéries.

Plein-Palais, le 16 novembre 1832.

Signé, CHUIT, Médecin.

Je déclare que M. Blanc, officier de santé, a traité en cette ville, sous mon inspection, six individus atteints de la Teigne; et qu'ils sont parfaitement guéris, avec le rétablissement de la chevelure.

Carouge, 16 novembre 1832.

Signé, MONTFALCON, Docteur-Médecin.

Nous déclarons que M. Blanc a traité dans l'hôpital de cette ville, Antoinette Pilet, âgée de 34 ans, de la commune de Crêts, d'une Teigne squameuse syphilitique; que cette femme lui avait été confiée pour servir d'épreuves; que la Teigne s'était répandue sur ses lèvres et son visage, qu'elle avait suivi plusieurs traitemens, même ultérieurs, sans succès, et que M. Blanc l'a guérie dans l'espace de trois mois.

Genève le 16 novembre 1832.

Signés, COINDET et OLIVET, Docteurs de l'hôpital.

Vu, pour légalisation des quatre signatures ci-dessus de MM. Chuit, Monfalcon, Coïndet et Olivet, docteurs en médecine.

Genève, le 17 novembre 1832.

Signé, le Conseiller secrétaire d'Etat,

DE ROCHE.

La cure ci-dessus a été suivie par plusieurs autres médecins de Paris, qui dans ce moment se trouvaient à Genève, sur l'invitation du docteur Coïndet; ils en ont suivi plusieurs autres, et ce seul motif les a retenus trois mois en cette ville; je puis les faire connaître au besoin.

Le nombre des personnes que j'ai traitées est bien supérieur aux certificats ci-dessus, puisqu'il y en a plus de soixante-quinze parmi lesquelles je me bornerai à en citer quatre (ayant promis de ne pas faire connaître les noms des autres). Ceux dont les noms suivent ayant eu les maladies les plus invétérées, tel que le fils Ador, dont le père est gendarme à Genève (c'était son troisième enfant, les autres avaient succombé dès leur première enfance aux maux qu'ils avaient apportés en naissant, produits par les maux vénériens que le père avait eus dans le cours de son service militaire); cet enfant avait été abandonné par les docteurs major Peche et autres, et je lui rendis la santé dans l'espace de deux mois; il est aujourd'hui dans un état prospère.

La fille Battée, du Pré-l'Évêque, âgée de 32 ans, fut atteinte à l'âge de 18 ans d'une maladie vénérienne; elle avait à cet âge subi plusieurs traitemens même mercuriels. Cette maladie combinée avec la Teigne, dont elle était affectée d'une manière évidente depuis l'âge de 6 ans, en avait étendu ses ravages sur le nez, le visage et les bras; son affection était parfaitement semblable à celle d'Antoinette Pilet, qui a cédé à trois mois de traitemens.

La demoiselle Henriette Fusay, âgée de 28 ans, née d'une

mère affectée d'une Dartre granulée qui lui couvrait le bas-ventre et les parties génitales, était atteinte d'une Teigne du même genre qui la travaillait depuis son bas-âge; elle avait été confiée aux soins de plusieurs médecins de Genève, et principalement à MM. Lafond et Pechié, qui à force de lavage et d'applications émollientes sur la tête, détournèrent les humeurs qui se fixèrent sur la poitrine, ce qui persuada à ces messieurs qu'ils devaient l'abandonner comme frappée de phthysie. Elle fut confiée à mes soins le 4 novembre 1832, et par mes moyens dépuratifs, ainsi que par la suppuration que j'eus soins de rétablir, je suis parvenu à lui rendre ou plutôt à la doter d'une santé parfaite; je dois faire observer que j'avais eu la précaution de ramener le mal à son siége primitif; et cependant le traitement n'a duré que trois mois et demi.

La fille Kailler, âgée de 22 ans, atteinte d'une Dartre de la même espèce et occasionnée par les mêmes causes que la fille Battié, jouit aussi de la plus parfaite santé.

A Ferney-Voltaire, huit personnes ont été ainsi traitées par moi, et leur guérison constatée par M. le docteur Gerlier, dix-huit mois après la cessation du traitement; il s'exprime ainsi:

« J'ai visité aujourd'hui les huit malades compris dans la note que m'a présentée M. Blanc, et j'ai reconnu leur parfaite guérison et le rétablissement de la chevelure; observant que la nommée Jeannette Marchal, âgée de 26 ans, avait été traitée par quantité de médecins sans succès; qu'elle avait supporté l'application de quatorze calottes de poix qui détournèrent les humeurs, et il se forma sur son nez et autres parties du visage, une Dartre vive qui la travaillait depuis six années, et qui avait résisté à tous les traitemens possibles; aujourd'hui cette fille est parfaitement guérie, sans que le cuir chevelu présente aucune cicatrice, qu'au contraire elle est parfaitement guérie.

Ferney-Voltaire, le 25 novembre 1834.

Signé, GERLIER, Docteur Médecin.

Vu, pour légalisation de la signature de M. le docteur Gerlier apposée aujourd'hui 25 novembre 1834.

Le Maire par intérim,

Signé, MAGNINS.

Le Docteur Lepine, *inspecteur des bains de la ville d'Aix, à M.* Blanc, *officier de santé à Saint-Simon, près d'Aix (Savoie).*

Mon cher Blanc,

Le porteur de la présente, Schmitt, âgé de 18 ans, est atteint d'une Teigne faveuse; se trouvant dans un état de pauvreté complet, je vous prie de vouloir bien lui prêter vos soins, connaissant d'avance l'efficacité de vos remèdes et l'intérêt que vous portez aux malheureux; je suis persuadé qu'en peu de temps vous aurez obtenu sa parfaite guérison; je me réserve de vous en témoigner ma satisfaction à notre première entrevue qui ne tardera pas.

Annecy, le 30 avril 1830.

Signé, le Docteur LEPINE.

Le même au même.

Mon cher Blanc,

Je viens d'entretenir le premier doyen de la Faculté de Montpellier, M. de Broussonnet, de la découverte que vous avez faite en Illyrie, pour la guérison des Teignes, Dartres, et autres maladies cutanées; il désire assister à vos traitemens: ayez donc l'extrême complaisance de ne pas les commencer demain au matin avant neuf heures, heure à laquelle nous serons chez vous.

Aix, le 25 juin 1832.

Signé, Docteur LEPINE.

P. S. Je lui ai aussi parlé de la brûlure que vous vous étiez faite, et il a été surpris du résultat de l'application de votre huile; il m'a dit même que toute autre personne que moi, qui lui citerait un semblable phénomène, il n'y ajouterait aucune foi, et il est bien décidé à emporter quatre ou cinq de vos bouteilles.

M. Revel, *Docteur en médecine, à M.* Blanc, *Officier de santé.*

Monsieur,

A votre premier voyage à Chambéry, je vous prie de passer à Lemens, au couvent du Sacré Cœur; vous vous y présenterez avec cette missive. et l'on soumettra à vos traitemens une jeune pensionnaire âgée de 15 ans, atteinte d'une Teigne, qui la travaille depuis bien des années, et qui a été rebelle à plusieurs traitemens; ne vous inquiétez pas du paiement, elle appartient à une famille de bourgeois et je vous invite à y porter tous vos soins.

Je n'ai pas besoin de vous recommender le secret, madame la supérieure du couvent tient à ce que personne ne sache qu'une de ses pensionnaires est atteinte de cette maladie. C'est vous en dire assez. Je vous salue.

Chambéry, le 3 août 1832.

Signé, REVEL, Docteur Médecin.

Le Chevalier de BUTTED, *président du Conseil de la réforme à M.* BLANC, *Officier de santé à Saint-Simon, hameau d'Aix.*

Je vous prie, Monsieur, de vouloir bien prêter vos soins au petit Eugène Bovagnet, fils d'une personne à laquelle je m'intéresse; il est âgé de douze ans, et depuis l'âge le plus tendre, il est tourmenté par une Teigne, qui jusqu'à présent a résisté aux traitemens de tous nos médecins; la connaissance que j'ai des guérisons que vous avez obtenues à Turin, me fait espérer que vous aurez bientôt vaincu cette maladie. Je vous salue.

Signé, H. DU BUTTED, Docteur Médecin.

A M. BLANC, *Officier de santé.*

Mon cher Monsieur,

Où est votre dépôt à Genève? Pourriez-vous venir me trouver; je désirerais vous faire voir une jeune demoiselle atteinte d'une Teigne bien rebelle; depuis quatre ans, elle va régulièrement toutes les années aux bains de Loèche (en Suisse) sans succès.

Je voudrais, avant d'entreprendre, savoir, si c'est là une des Teignes que vous guérissez, de laquelle vous pouvez répondre. Je vous attends avec impatience.

Genève, le 2 octobre 1833.

Signé, COINDET PÈRE, médecin.

Les lettres suivantes ont été adressées par leurs signataires, que j'avais guéris.

A MM. les Rédacteurs du National Genevois et de l'Europe Centrale.

Genève, le 13 mars 1833.

Au Rédacteur,

Monsieur le rédacteur, quoique simple tonnelier de cette ville, je sais apprécier le vrai mérite, et voulant rendre justice aux talens de M. E. Blanc, officier de santé, je viens emprunter la voie de votre estimable journal, pour lui témoigner ma vive reconnaissance d'avoir guéri radicalement ma fille, âgée de 22 ans, atteinte d'une Dartre qui lui couvrait la moitié de la figure et plusieurs parties du corps, maladie qui la travaillait depuis plusieurs années. C'est à la sollicitation de la mère des pauvres (madame Poitevin) que M. Blanc a entrepris cette brillante cure, et cela sans aucune espèce de rétribution. Celui qui douterait de la vérité du fait, peut venir chez moi, rue du Perron, n° 118, au troisième étage, à Genève, afin de prendre les renseignemens que je m'empresserai de lui donner. Agréez, etc.

Ferney-Voltaire, le 13 mars 1833.

Signé, KELLER.

Monsieur le Rédacteur, votre impartialité à insérer dans votre estimable journal tout ce qui peut tendre au bien-être de la société, me fait espérer que vous voudrez bien insérer dans votre prochain numéro, les réflexions suivantes au sujet de M. E. Blanc officier de santé, qui a trouvé à Ferney-Voltaire la tranquillité que le gouvernement de Genève lui a arbitrairement refusée. Depuis que M. Blanc habite cet endroit, un grand nombre de Genevois viennent pour le consulter et se faire traiter; plusieurs lui ont donné des témoignages authentiques de reconnaissance pour les heureux résultats que produit journellement son spécifique.

J'aime à croire que d'après les arrangemens pris, M. Blanc prolongera son séjour parmi nous, je ne crains point de dire qu'il est à désirer par tous ceux qui ont l'avantage de le connaître; et surtout par les malheureux affectés de la Teigne et des Dartres. J'ajouterai qu'un grand nombre d'étrangers sont arrivés cette semaine pour se faire traiter par lui, et qu'il a débuté dans notre pays en donnant des soins à quatre individus et sans aucune rétribution. Ces quatre individus offrent une guérison prochaine. Agréez, etc.

Ferney-Voltaire, le 10 juillet 1833.

Signé, L. B.

Monsieur le Rédacteur,

Mes moyens pécuniaires ne me mettant pas à même de pouvoir reconnaître en aucune manière l'important service que m'a rendu M. Blanc, possesseur d'un secret pour guérir la Teigne, Dartre, etc., j'ai cru devoir lui témoigner ma reconnaissance en employant la voie de votre journal, pour rendre publique la merveilleuse guérison qu'il a opérée sur ma personne. J'ai 26 ans; depuis l'âge de 13 ans j'étais travaillé d'une Teigne qui m'avait été communiquée par un bonnet; pendant six ans consécutifs la Faculté de Genève s'épuisait en vain, pour me guérir ainsi qu'une de mes sœurs qui est morte de cette maladie.

Tourmentée par ce fléau, l'on me conduisit à l'hôpital de Touzin, près Gex, où je supportai encore 14 calottes de poix, qui ne firent que détourner une partie des humeurs, et se portèrent sur le nez et y formèrent un dépôt ulcéreux qui depuis six ans m'avait réduite dans un état affreux. M. Blanc arriva à Ferney dans le courant de février; il s'offrit de me guérir gratuitement; fatiguée de tant de remèdes que j'avais vainement employés, je refusai ses offres, et ce ne fut qu'à la sollicitation d'une personne respectable, qui m'assura que M. Blanc était porteur d'honorables certificats constatant la guérison de maladies aussi graves que la mienne, que je me soumis au traitement qui a duré trois mois, sous la surveillance du docteur Gerlier, qui lui a déjà délivré le certificat de ma guérison. J'invite les personnes qui se trouveraient atteintes d'une semblable maladie, de ne point craindre de suivre son traitement, qui est très doux et n'occasionne aucun dérangement ni défectuosité. Il est constant que ma chevelure commence à se rétablir. M. Blanc n'a pas seulement prodigué ses soins à moi seule, mais il est notoire qu'il les a prodigués à trois autres personnes à qui, comme à moi, il a fourni tous les médicamens nécessaires sans en avoir exigé la moindre rétribution.

Je regrette vivement de ne pas avoir de fortune, non seulement pour le récompenser d'une œuvre aussi louable, mais pour rendre publique à l'Europe entière, ma position primitive et la présente. Pour le bien de l'humanité souffrante, j'invite MM. les rédacteurs d'insérer la présente dans leurs journaux.

Agréez, Monsieur, mes respectueuses salutations.

Signée : Jeannette MARCHAL.

CONSEIL DE SANTÉ

DU CANTON DE GENÈVE.

Genève, le 14 novembre 1832.

Monsieur,

Le Conseil de Santé assemblé, a entendu hier le rapport de la commission réunie sous le secret et chargée d'examiner une bouteille de votre remède contre la Teigne. Il en résulte que cette composition, du reste innocente, n'a pas été reconnue devoir posséder les qualités que vous lui attribuez, et qu'elle ne saurait dans tous les cas, soit par les frais de préparation, soit par la valeur des ingrédiens qui la composent, mériter le prix élevé auquel vous avez taxé chacune de vos bouteilles. En outre, des essais faits à l'hôpital n'ont pas donné un résultat assez décisif pour confirmer en entier les expériences faites en d'autres lieux. Par tous ces motifs, le Conseil de santé a arrêté de vous refuser son autorisation à la vente et à l'annonce dans le canton, de votre remède contre la Teigne. Je vous renvoie, avec la présente, les diverses pièces que vous lui avez confiées : 1° Deux prospectus imprimés. 2° Deux attestations. 3° Un tableau Statistique de vos cures dans le canton. 4° La recette mise sous le sceau du conseil de santé.

Agréez, Monsieur, l'assurance de notre considération.

Signé : DEROCHES LOMBARDS, Conseiller d'Etat, Président du Conseil de santé.

A M. BLANC, *hôtel de la Croix fédérale*, à *Genève.*

L'an mil huit cent trente-deux, le 23 novembre, je J. Henry Fusay, huissier, habitant à Genève, certifie qu'à la requête de M. Eugène Blanc, sans profession, né et domicilié à Chambéry, actuellement à Genève;

J'ai fait savoir et rappelé à M. Deroches, conseiller d'état, en sa qualité de président du conseil de santé de la république et canton de Genève, que le requérant a découvert un remède pour guérir la Teigne, dont l'efficacité a été reconnue par la Faculté de médecine de Turin, qui lui a délivré un brevet le 2 février 1829; que depuis le mois d'octobre 1831, M. Blanc a obtenu à Chambéry la guérison de quatre-vingts personnes de tous âges et sexes, et que depuis deux mois environ, il a guéri de cette maladie opiniâtre, soit à Carouge, soit à Plaint-Palais, huit personnes, ainsi que cela est attesté et constaté par des certificats à lui délivrés par MM. les docteurs Monfalcon, Chuit et Olivet; que s'étant présenté au conseil de santé pour obtenir de lui l'autorisation d'annoncer et de vendre son remède dans le canton de Genève, M. Deroches, en sa qualité de président, lui demanda préalablement et sous le sceau du secret, communication de sa recette et une bouteille de sa composition; que, comptant sur sa loyauté et la discrétion des membres du conseil, il les lui remit sans hésiter;

Que le conseil chargea M. Morin, pharmacien à Genève, de faire l'examen et l'analyse du remède.

Que dans l'intervalle, M. Blanc obtint de l'administration de l'hôpital, l'autorisation d'en faire l'essai à l'hospice; que dès le 6 octobre, il se chargea du traitement d'une femme, dont une dartre invétérée couvrait les bras, la tête et la figure, et avait résisté depuis de longues années à tous les traitemens;

Que depuis l'emploi de son remède, l'état de cette femme s'est de beaucoup amélioré, et qu'aujourd'hui elle est sur le point d'une guérison parfaite, que pourront l'attester et l'attesteront MM. les docteurs Coïndet et Olivet; que malgré que ces faits fussent à la parfaite connaissance de messieurs du conseil de santé, et que M. Blanc eût droit à s'attendre à un autre procédé à son égard, il vient de recevoir signification d'un arrêté du conseil de santé du 13 novembre, par lequel l'autorisation d'annoncer et de vendre son remède dans le canton, lui est refusée.

J'ai déclaré à MM. du conseil de santé en la personne de M. Deroches, président, que le requérant proteste de toutes ses forces contre cet arrêté, en ce qu'il est le produit manifeste de la malveillance et de l'erreur : 1° Parce que MM. du conseil de santé, par leur injuste refus, n'ont tenu aucun compte des guérisons opérées par M. Blanc dans le canton, des certificats à lui délivrés par MM. les docteurs Monfalcon, Chuit et Olivet, parce que leur allégation que le prix du remède est trop élevé, est évidemment malveillante, le requérant ayant toujours offert, comme il a déjà prouvé bien souvent et par des faits dans ce canton et ailleurs, de céder son remède (que du reste il n'appartient point à MM. du conseil de santé de taxer), à un taux inférieur et même gratuitement aux personnes peu fortunées et indigentes; que M. Blanc n'a demandé et reçu que 60 fr. pour la guérison de huit personnes dans le canton, au lieu de 160 qui lui seraient revenus d'après son prospectus; et parce qu'encore MM. du conseil de santé ont reconnu eux-mêmes dans leur lettre du 14 novembre, portant signature de leur arrêté du 13: 1° que le remède de M. Blanc était innocent ; 2° que l'essai fait à l'hôpital sur la femme en question, avait eu un résultat satisfaisant. sans cependant, ajoutent-ils, que ce résultat ait été décisif; que M. Blanc garantit dès à présent que ce résultat décisif sera obtenu dans très peu de temps ;

Que M. Blanc n'a pu s'expliquer le refus du conseil de santé autrement que par la défiance et la défaveur habituelle et bien connue avec lesquelles plusieurs de MM. les docteurs accueillent MM. les étrangers qui voudraient faire profiter les habitans du canton des connaissances par eux acquises dans l'art de guérir; que le monopole, si contraire d'ailleurs au développement des sciences, et si antipathique aux mœurs et aux habitudes de ceux qui les cultivent, et si commode pour ceux qui l'exercent et qui en profitent; mais attendu que toute propriété est et doit être sacrée, que M. Blanc a de justes raisons de craindre, par ce qui s'est passé sous ses yeux, qu'on n'ait par trop de légèreté divulgué son secret, qui est sa propriété, et qu'il ne l'a confié que sous la foi de la probité et de l'honneur ;

Il fait, par ces présentes, très expresse défense et inhibition à tous et chacun de MM. les membres du conseil de santé, de faire aucun usage quelconque dudit remède, et de le divulguer de quelque manière que ce soit, soit dans le canton, soit ailleurs, protestant contre eux en cas d'un abus de confiance qui serait scandaleux de leur part, de tous dépens et dommages-intérêts, les avertissant d'ailleurs que les copies des présentes seront déposées au bureau du lieutenant de police de Genève, à la chancellerie de l'ambassadeur du roi des Français, à Berne, et à celle du conseil Sarde, à Genève, avec prière à ces fonctionnaires de prêter force aux présentes inhibitions.

J'ai remis une copie des présentes pour le conseil de santé (soit à MM. les membres), en la personne de M. Deroches, son président, en son bureau sis à Genève, hôtel-de-ville, parlant en la personne du sieur Gambini, secrétaire dudit conseil.

Signé : J.-H. FUSAY.

Enregistré à Genève, le 24 novembre 1832. Reçu *un florin.*

Signé JACQUINOT.

Monsieur le Rédacteur,

Sachant apprécier le mérite, et voulant rendre une pleine et entière justice aux talens de M. Blanc, officier de santé, demeurant à Paris, quai Jemmapes, n° 16; permettez-moi de me servir de votre estimable journal pour lui témoigner toute ma reconnaissance, en rendant publique la merveilleuse guérison qu'il a opérée sur ma personne; ce devoir est d'autant plus doux à mon cœur, qu'il est dans l'intérêt de l'humanité. J'ai 45 ans; depuis plusieurs mois j'étais atteint et tourmenté d'un varus mentagre dartreux, qui me couvrait une partie du visage et toute la partie de la mâchoire inférieure. Ayant entendu parler de la précieuse découverte de M. Blanc et des épreuves qu'il faisait à l'hôpital St.-Louis, je me présentai à lui, et, à la sollicitation de deux médecins, et après m'avoir mis sous les yeux de M. Alibert, médecin en chef de l'hôpital St.-Louis, qui trouva ma maladie extrêmement grave, il entreprit mon traitement le 6 juillet dernier, et je suis entièrement guéri.

J'engage les personnes qui seraient atteintes de dartres, de ne point craindre son traitement, qui est doux, et qui n'occasionne aucun dérangement. J'invite même les personnes qui désireraient me voir, à venir me visiter.

J'ai l'honneur d'être, etc.

Signé, ANDRY, rue St.-Bon, N° 8.

Journal de l'*Omnibus* du 27 septembre 1835.

A Monsieur le Rédacteur,

Le jeune Mourette, âgé de quatorze ans, demeurant chez sa mère, à Villevalier, arrondissement de Joigny (Yonne), atteint dès sa première enfance d'une maladie scrofuleuse qui le privait de la faculté de ses membres inférieurs, et le menaçait d'une cécité presque complète, avait été soumis sans succès à la visite de divers médecins, lorsque le hasard me procura la connaissance de M. Blanc, demeurant depuis peu à Paris, quai de Jemmapes, N° 16, auteur d'une découverte pour les maladies cutanées et scrofuleuses; j'en fis part à Mme Mourette, ma parente, qui me pria de lui confier son fils, et de le mettre à demeure chez ce praticien. M. Blanc commença la cure du jeune homme, le 15 mai 1835. Je déclare en conséquence qu'après quatre mois d'un traitement régulier, le jeune Mourette a été rendu à sa mère parfaitement guéri, et sa vue très bien rétablie; qu'il fait souvent dans la même journée cinq à six lieues à pied sans éprouver la moindre douleur. Voulant rendre hommage aux talens de M. Blanc, et lui témoigner la reconnaissance de Mme Mourette.

Veuillez, monsieur, dans l'intérêt de l'humanité souffrante, donner dans votre journal toute la publicité que mérite un fait si inespéré.

Agréez mes civilités respectueuses.

Signé, DELAPIERRE, Négociant à Joigny (Yonne).

Journal, *le Bon-Sens* du 18 mai 1835.

Nous soussignés, docteurs médecins, certifions avoir visité plusieurs enfans, notamment les nommés Joffroy, Trumaux, Romallet, Bertrand, Lemoine et Bonneau, pendant le traitement que leur a fait subir M. Blanc, officier de santé, pour combattre la Teigne dont ils étaient atteints; ce traitement, qui consiste dans l'épilation et des frictions d'une huile composée par M. Blanc, a procuré à tous ces enfans, dans l'espace de deux à trois mois, une guérison qui nous a paru parfaite.

Châlons, le 14 avril 1835.

Signé, CHEZE, LEPINE, docteurs médecins.

Vu à la mairie, pour légalisation des signatures de MM. Lepine et Chèze, docteurs en médecine.

Châlons-sur-Saône, le 15 avril 1835.

Signé, AGIER, Adjoint.

Vu, pour la légalisation de la signature de M. Agier, adjoint au maire de Châlons, apposée d'autre part.

Châlons, le 17 avril 1835.

Le Sous-préfet. *signé*, PACCARD.

CONSEIL GÉNÉRAL

D'ADMINISTRATION DES HÔPITAUX, HOSPICES CIVILS ET SECOURS A DOMICILE, A PARIS.

Séance du 26 août 1835.

Dispositions relatives à l'emploi à titre d'essai des procédés de M. Blanc, officier de santé, pour la guérison de la Teigne.

LE CONSEIL GÉNÉRAL,

Vu, la demande qui lui a été adressée le 1er juin dernier par M. Blanc, et qui avait pour objet l'autorisation nécessaire pour appliquer à plusieurs malades de l'hôpital Saint-Louis affectés de la Teigne, la découverte pour sa prompte et radicale guérison de cette maladie;

Vu la décision du 3 du même mois portant renvoi de ladite demande à l'examen et à l'avis de la commission des remèdes secrets, à charge par M. Blanc de fournir aux membres de cette commission la formule des médicamens qui entrent dans ce spécifique, dont cet officier de santé annonce être l'inventeur; après avoir entendu le rapport fait au nom de la commission des remèdes nouveaux; par M. Orfila, membre du conseil, ayant la haute surveillance du service de santé, rapport d'où il résulte que M. Blanc, breveté par la Faculté de Turin, a obtenu des succès dans les divers traitemens qu'il a entrepris pour la guérison de la Teigne, soit en Piémont, soit en Suisse, soit à Paris, que les ingrédiens dont se compose son topique ne paraissent pas présenter de danger, que son mode d'épilation est aussi prompt que complet, et que cet officier de santé semble animé du désir de concourir au soulagement des pauvres;

Considérant, que bien que les frères Mahon soient accrédités depuis plusieurs années auprès de l'administration pour le traitement des teigneux, le conseil n'a pu ni dû renoncer aux autres moyens de guérison qui lui seraient offerts, et qui pourraient présenter une amélioration plus prompte dans l'état des personnes atteintes de ces sortes d'affections; considérant, que ce ne peut être qu'en favorisant des essais de cette nature qu'on arrivera à la découverte des avantages qu'un procédé peut amener sur l'autre;

Considérant toutefois, qu'il faut une grande réserve dans l'application des remèdes nouveaux; sur la proposition du président de la commission des médicamens;

Arrête que: MM. les médecins et chirurgiens des hospices et hôpitaux de Paris pourront, quand ils jugeront convenable, appeler M. Blanc (Eugène) pour lui confier sous leur direction, et à titre d'essai, le traitement d'un ou plusieurs teigneux placés dans leurs hospices respectifs. Il sera accordé une indemnité de *trois francs*, médicament compris, à M. Blanc par chacune des personnes dont l'état, au moment de l'entrée en traitement, et la guérison après les soins de cet officier de santé, seront constatés par des certificats des médecins et chirurgiens, qui l'auront mis en œuvre. Les essais dureront un an, à dater du 1er septembre prochain, à moins que quelques inconvéniens signalés par les docteurs de l'administration ne l'amènent à en ordonner la suspension.

A l'expiration de cet essai, M. Blanc présentera à la commission administrative un compte raisonné des traitemens qui lui auront été confiés pendant l'année; ce compte appuyé des observations des médecins et chirurgiens qui auront eu recours à son procédé, sera mis sous les yeux du conseil avec l'avis de la commission. Le prix des indemnités à allouer lors des guérisons reconnues par les docteurs accrédités auprès de l'administration, sera imputé sur les fonds *de bandages et objets de pansement*. Les membres de la commission administrative, les première et seconde divisions, donneront des instructions dans le sens du présent arrêté aux agens de surveillance et aux médecins et chirurgiens attachés à chacun des établissemens. Expédition du présent sera transmise aux première, seconde, quatrième et cinquième divisions, ainsi qu'au receveur.

Fait à Paris, le 26 août 1835.

Signé, HERVÉ DE KERGOLAY, vice-président.

Vû, par M. le préfet, le 7 septembre 1835.

Le secrétaire général, *signé*, TUNNOT.

Copie de la lettre écrite le 3 juillet 1836, à M. B. Alibert médecin en chef de l'hôpital Saint-Louis.

Monsieur le Baron.

La condamnation dont j'ai été frappé le 6 mai 1836, me met dans la necessité de vous faire quelques observations relativement à la narration des faits qui ont eu lieu entre vous et moi depuis le 7 mai 1835. Ce jour-là j'eus l'honneur d'obtenir de vous une audience, et lorsque je vous eus décliné mon nom, vous eûtes l'extrême obligeance de m'inviter à assister à votre cours, comme ayant entendu parler de moi par plusieurs médecins; et étant désireux de me voir faire quelque cure, vous me confiâtes les nommés Royer, âgé de 32 ans, atteint d'une Teigne faveuse, et Thérèse Vallée, âgée de 16 ans, affectée d'une Dartre rongeante dès l'âge de 4 ans. Cette maladie attaquait une grande partie de son corps, les mains, le visage et la tête; enfin elle était tellement défigurée que je vous demandai la permission de faire faire son portrait, pour mettre plus tard en évidence les avantageux résultats que m'assurait une longue expérience de mon remède. Quelque temps après vous soumîtes encore à ma cure les nommés Noël Ectaire et Jeanne l'Héritier, dont les portraits ont été déposés chez vous, et enfin les dames Euphrasie Moulet et Sophie Ernest. Comment aurais-je pu traiter ces six personnes pendant l'espace d'un mois et demi, dans le pavillon Gabriel sans votre consentement; vous avez sans doute oublié, que vous présentiez les malades susnommés à tous les docteurs qui assistaient à votre cours, entr'autres M. Mayor de Lauzanne, à qui plusieurs fois j'ai eu la satisfaction de vous entendre dire avec cet épanchement qui vous caractérise : « Il faut le voir pour le croire. » Puis vous ajoutiez ; « Il aura bientôt anéanti les frères Mahon. Veuillez bien vous rappeler ces faits, et croire qu'ils seraient confirmés avec autant de facilité qu'on pourra par ce moyen prouver, que jamais médecins de province ni de Paris n'ont pu obtenir un bon résultat de la pommade épilatoire des frères Mahon ; vous avez reconnu vous même cette vérité. C'est d'après le rapport favorable, que vons avez été dans la nécessité de faire à l'administration des hôpitaux et hospices de Paris, que M. Orfila a employé dans sa décision les expressions suivantes : « Attendu que » son mode d'épilation est aussi prompt que complet ; que cet » officier de santé semble animé du désir de concourir au sou- » lagement de l'humanité souffrante, et que son remède ne » présente aucun danger, etc... » Vous m'avez dit plusieurs fois à votre hôtel. « Votre assiduité à panser deux fois par jour » vos malades inspire de la jalousie à mes élèves ; tous les jours » ils me grondent de vous avoir confié des malades les frères » Mahon qui sont en émoi me tourmentent. » Voilà je crois, M. le Baron, la cause de votre dénégation à la bienveillance que vous m'accordiez par la lettre que vous avez écrite, et qui m'a valu une condamnation de 500 fr, Vous m'accordiez tellement votre bienveillance avant toutes ces sollicitations, qu'un jour dans votre cabinet de consultation en apercevant un malade, vous vous êtes écrié. « Où êtes-vous M. Blanc ? voilà un » malade qui vous concerne. » Je veux aussi vous rappeler que le 8 juillet 1835, je vous présentais à l'ouverture de votre cours, le nommé Andry, âgé de 40 ans, demeurant rue Saint-Bon, N° 8, atteint d'une montagre, que j'ai guéri en 28 jours. N'est-il pas constant aussi que lorsque je vous fis observer que ma position me mettait dans la nécessité d'exercer en ville pour subvenir à mes besoins et à la fourniture de mon Topique pour les malades de l'hôpital, vous m'avez répondu : « Travail- » lez sans crainte, moi-même je vous enverrai des malades ; » et si quelqu'un vous fait la plus légère observation, vous di- » rez, que vous exercez sous ma surveillance. »

Vous me dites que j'ai eu tort de faire figurer votre nom dans mes prospectus, mais ne devais-je pas m'y croire autorisé par le paragraphe ci-dessus ? Et d'ailleurs ne vous souvient-il plus que je me fis un devoir de vous en montrer le manuscrit avant de le faire imprimer, le jour même où d'heureuse mémoire, je vous remis la confession de M. l'Inspecteur des contributions au sujet de sa lèpre, pour laquelle M. Butigny lui avait conseillé de manger des lézards écorchés tous vifs, ce qui vous fit beaucoup rire? Je le repète, tous ces faits peuvent être constatés par une enquête; et cependant à la sollicitation de mes antagonistes, vous déclarez par une lettre au tribunal, que vous n'aviez rien eu de particulier avec moi; qu'à peine m'aviez-vous permis de faire quelque épilation.

Avez-vous aussi oublié que vous vouliez me faire entrer dans la maison de santé de la rue Grange-aux-Belles, N° 34, pour y traiter madame Rousset des environs de Lyon, et, qu'à la même époque vous m'avez honoré du cadeau de votre ouvrage contre les maladies cutanées? Si j'ai été peu sensible à ma condamnation, je l'ai été davantage à la perte de votre estime, dont je ne crois cependant pas avoir démérité; je ne fréquente pas les lieux publics, je ne me mêle pas de politique, et je puis défier qui que ce soit de pouvoir me faire le moindre reproche sur ma moralité et probité; ce qui me fait espérer que vous me rendrez votre bienveillance, et que vous prendrez la peine de visiter la demoiselle Vallée dans toutes les parties de son corps, pour constater minutieusement son état actuel, et la mettre en parallèle avec son état primitif, dont vous avez parfaite connaissance. Je pourrais aussi vous montrer une partie des malades que vous m'avez confiés, et tous ceux que j'ai traités dans Paris, au nombre desquels vous trouverez madame Gilbert, femme d'un valet de pied de Charles X, demeurant, rue d'Anjou Saint-Honoré, N° 60, affectée d'une Teigne faveuse, comme vous devez vous le rappeler. J'offre encore, et pour mieux dire, je demande qu'on mette en parallèle un certain nombre de malades guéris par la méthode des frères Mahon avec ceux que j'aurais aussi guéris, et que l'on rende justice à qui de droit sans partialité aucune.

Après de semblables détails, puis-je me flatter que je ne subirai point de votre part une seconde dénégation? Non, votre philantropie pour tout ce qui est utile à la société, en est un sûr et infaillible garant, et me fait espérer que vous daignerez me rendre la justice à laquelle je crois avoir acquis des droits. C'est dans ces sentimens et ceux de la plus vive reconnaissance, que j'ai l'honneur d'être, etc...

CONSEIL GÉNÉRAL

D'ADMINISTRATION DES HÔPITAUX, HOSPICES CIVILS ET SECOURS DE PARIS.

(N° 72577.— Autorisation pour l'essai d'un traitement de la Teigne, proposé par M. Blanc, officier de santé.

Le Conseil Général, ouï le rapport du membre de la commission administrative chargé de la deuxième division, qui fait connaître que pour se conformer aux intentions exprimées par M. le ministre de l'intérieur, et par le Conseil, relativement à l'essai dans les hôpitaux de Paris, d'une méthode de traitement de la Teigne proposé par M. Blanc, officier de santé, il s'est rendu à l'hôpital des enfans malades pour se concerter avec MM. les docteurs de cet établissement, pour faire faire l'expérience de la méthode dont il s'agit, sur un nombre déterminé d'enfans, et sous la surveillance de ces docteurs; qu'il a été objecté que le moment n'était point opportun pour faire les essais, attendu que le roulement des médecins doit s'effectuer au premier octobre prochain, qu'il y aura lieu en conséquence de retarder, jusqu'à cette époque, les épreuves demandées.

Que la somme accordée pour indemnité par enfant guéri par l'arrêté du conseil du 26 août 1835, est insuffisante, que dans le principe du traitement de la Teigne par les frères Mahon, c'est-à-dire avant qu'ils ne reçussent un appointement fixe de 1,000 fr. par an, une somme de 9 fr. leur était allouée par teigneux guéri, que M. Blanc n'étant appelé à recevoir aucune indemnité annuelle, il serait convenable de lui offrir une somme de neuf francs par enfant guéri, médicamens compris.

Après avoir entendu plusieurs de ses membres et en avoir délibéré, arrête :

1° M. Blanc, officier de santé, sera autorisé, à partir du premier octobre prochain, à faire l'essai de sa méthode de la Teigne à l'hôpital des enfans, sur cinq garçons et cinq filles qui lui seront confiés, sous la surveillance des médecins de ces établissemens. 2° Une somme de neuf francs lui sera accordée à titre d'indemnité, médicamens compris, par chaque enfant guéri, qui sera constaté par certificat de MM. les docteurs de l'hôpital. 3° Les essais ne pourront se prolonger au-delà d'une année; ils seront suspendus s'il y a lieu, sur la demande des médecins; à l'expiration de ce délai, il sera fait au conseil un rapport sur les résultats de la méthode de traitement de

M. Blanc. 4° La somme à laquelle donnera lieu le paiement de ces indemnités sera imputée sur les fonds de bandages, pansemens alloués au budjet de 1836, pour l'hôpital des enfans malades.

Le présent arrêté sera adressé à la deuxième division en double expédition, et en simple, à la quatrième, division à l'ordonnateur et au receveur.

Fait à Paris, le 10 août 1836.

Signé, LAHURE, président (vice-).

Visé par M. le préfet de police, le 24 août 1836.

Signé, le Secrétaire-Général, TUNNOT.

Dans l'exposé qui précède, j'ai dit et crois avoir prouvé que les maladies dont je parle sont contagieuses; il ne suffit pas d'offrir des moyens curatifs lorsque le mal est invétéré ou seulement déclaré, pour remplir la mission philantropique que je me suis imposée; il est de mon devoir d'indiquer les précautions hygiéniques qui peuvent en arrêter les ravages et la propagation. Je pense que les trois seuls genres de maladie dont je me suis occupé (car je ne suis pas de ceux qui prétendent guérir de tous les maux), que ces maladies ayant un principe commun, et plus généralement que ne le pensent les gens de l'art, les mêmes précautions peuvent être utiles pour l'extinction de ces épouvantables fléaux qui nous représentent l'une des sept plaies; d'abord je dois signaler quelles sont les causes qui peuvent donner naissance à ces maladies, ou agir comme causes déterminantes. Il est des causes qu'on peut appeler antérieures, puisqu'elles précèdent l'existence du malheureux qui doit être atteint de ces affections. Elles peuvent être morales ou physiques, puisqu'on a vu des enfans naître de parens sains, et être affectés de Teignes ou autres exenthêmes, sans qu'on puisse leur assigner d'autres causes, que les profonds chagrins, les vives ou pénibles impressions que la mère avait éprouvées pendant sa grossesse. Elles peuvent être physiques, puisque les parens n'étant sous l'influence d'aucunes maladies de ce genre ont eu des enfans teigneux, dartreux ou scrofuleux, par cela seul, que pendant (ou même avant) la grossesse un usage trop fréquent de viandes salées ou de poissons de mer avait produit chez elles une grande irritation du système cutané, et produit une dégénération des fluides lymphatiques; il est d'autres causes antérieures que nous signalerons plus loin. Les causes les plus ordinaires ne remontent pas si loin, elles peuvent être intérieures ou extérieures. Intérieures, si elles proviennent d'alimens qui peuvent modifier le tempérament de la mère ou de la nourrice pendant l'alaitement. Le lait trop ancien, le trop fréquent usage d'alimens grossiers de difficiles digestions, l'abus de liqueurs fortes, en général tout ce qui peut irriter les organes et donner aux humeurs cette âcreté qui se manifeste par les irruptions cutanées; je peux citer à l'appui de mon opinion le grand nombre de Teignes et Dartres que l'on trouve dans la Suisse, où les salaisons sont d'un usage habituel; il en est de même dans des climats bien différens, tel que Bologne en Italie, où le peuple consomme beaucoup de porc salé, et où les maladies cutanées sont très-fréquentes. Ce n'est donc pas toujours l'influence des lieux qui les détermine, puisque les habitans de Saint-Flour passaient autrefois pour en être tous affectés, de même que les montagnards Ecossais.

Les causes extérieures ne sont pas moins nombreuses, le contact avec des sujets malades qui en communiquent les principes morbiphiques, l'emploi d'un vaccin vicié, l'insalubrité des habitations, les linges qui ont servi aux personnes atteintes de ces affections, la malpropreté qui, se fixant sur l'épiderme en obstrue les pores et nuit ainsi à la transpiration, ce qui occasionne une irritation dans l'existence cutanée. A l'appui de ce que je viens de dire, il me suffira de citer deux anecdotes.

Dans le mois d'août 1822, je fus appelé par M. le marquis... qui habitait sa terre près d'Acquis (Piémont); il fut constaté et reconnu que sa demoiselle était atteinte d'une Teigne faveuse (qui fut guérie dans l'espace d'un mois), d'une frayeur que la mère eut au bal à six mois de grossesse. Lorsque le choléra en 1832 a enlevé le nommé Masson, jardinier, rue de la Santé, N° 1 à Paris, sa femme se trouvait enceinte de deux mois, de son huitième enfant, tous vivans; elle fut tellement frappée de cette mort subite qu'elle en fut malade le reste de sa grossesse, au point qu'elle mit au monde un fils plein d'humeurs scrofuleuses, qui par les soins incessans de la mère, se sont portées à la tête, et par conséqnent j'ai dû déclarer Teigne faveuse, qui a été guérie dans un mois et demi. On peut le voir et être convaincu, qui ni l'origine ni le genre de ces maladies ne sont incurables, et qu'elles tiennent à une infinité de circonstances. Je dois donc conclure à inviter les pères et mères à bien se pénétrer de tous ces faits, et les invite à ne rien négliger dans de pareilles circonstances, soit en appelant en aide les gens de l'art, soit en donnant des purges aux malades selon l'âge et le tempérament, telles que sirop de chicorée, anti-scorbutique et autres de ce genre, quelquefois même en reconnaissant que l'application sur la tête de feuilles de poirées dites *blettes*, ointes de beurre frais, ne sera pas suffisante pour donner un libre cours aux humeurs surabondantes, alors on appliquera un vésicatoire sur la nuque, autant que faire se pourra de M. Leperdriel, pharmacien, rue du Faubourg-Montmartre, n° 98; ils n'occasionnent point de douleurs, et sont établis dans huit heures ; son taffetas remplace la poirée avec avantage sans occasionner aucune inflammation ; on continuera dans cet intervalle les dépuratifs, comme je l'ai dit plus haut, et même, si l'âge le permet, faire boire des tisanes de pimprenelle, de saponnaire ou autres plantes dépuratives; on pourra toujours y ajouter du sucre ou du bois de réglisse pour en faciliter la boisson. Il est aussi très-important, dans le cas où l'on aurait des évidences ou craintes sur ces maladies, de traiter le nouveau né, bien qu'il fût au sein de sa mère ou de la nourrice par les mêmes remèdes, en les administrant à cette dernière.

MINISTÈRE DU COMMERCE ET DES TRAVAUX PUBLICS.

Administration Industrielle.

Bureau Sanitaire.

Bureau, rue de Grenelle Saint-Germain, n° 103 et 122.

Paris, le 20 mai 1836.

Monsieur,

J'ai reçu la nouvelle demande que vous m'avez adressée pour obtenir l'autorisation d'administrer librement le moyen que vous possédez, pour la guérison de la Teigne.

Le titre d'officier de santé qui vous a été délivré à Turin, Monsieur, n'est point valable en France, et l'article 4 de la loi du 19 ventôse an XI, qui donne au gouvernement la faculté d'autoriser les médecins étrangers à exercer dans ce pays, ne concernant que les docteurs en médecine ou en chirurgie ne peut vous être appliqué.

Quant à votre remède contre la Teigne, mes prédecesseurs vous ont fait connaître à plusieurs reprises, les motifs qui empèchaient, que vous ne fussiez autorisé à le vendre et à l'administrer publiquement; tout ce que j'ai pu faire, d'après les témoignages honorables dont votre demande est appuyée, a été d'inviter l'administration des hospices à instituer des expériences comparatives, qui puissent fixer la valeur de votre remède et de plusieurs autres moyens qui ont été proposés pour le traitement de la même maladie.

Agréez, Monsieur, l'assurance de ma considération.

Le Ministre du commerce et des travaux publics.

Signé, PASSY.

M. EUGÈNE BLANC.

N. B. La demoiselle Vallée, précitée, est disposée non seulement à se présenter à la première invitation pour être visitée à l'Académie, mais, encore chez les personnes qui douteraient ou qui auraient besoin de s'assurer de sa parfaite guérison, et ne trouveront plus sur son corps, à la place de larges ulcères, que des cicatrices parfaitement guéries.

Pour copie conforme,

E. BLANC.

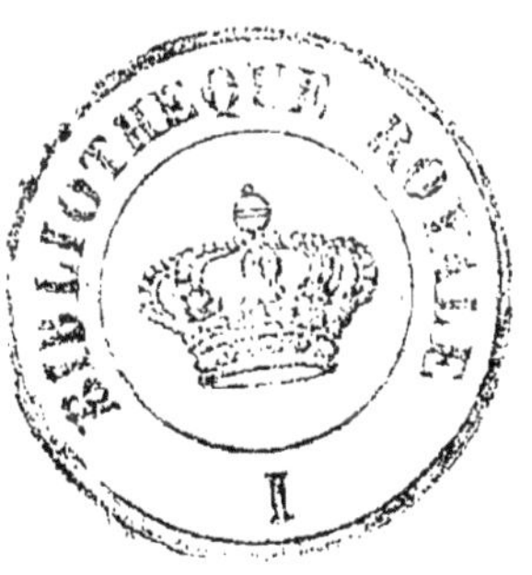

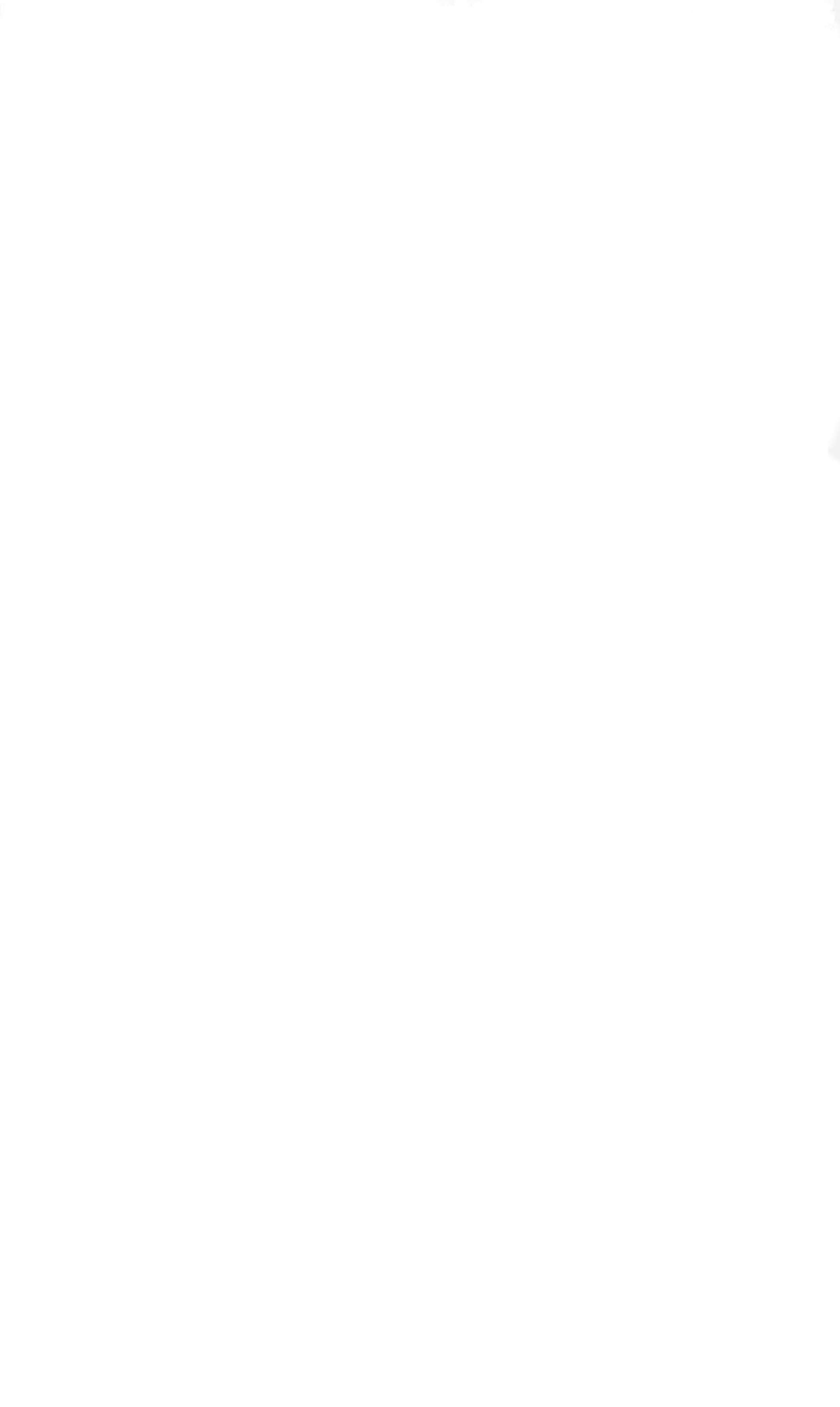

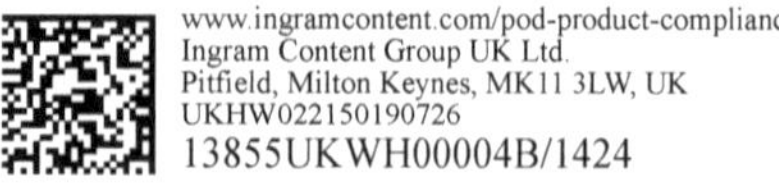
www.ingramcontent.com/pod-product-compliance
Ingram Content Group UK Ltd.
Pitfield, Milton Keynes, MK11 3LW, UK
UKHW022150190726
13855UKWH00004B/1424

9 782013 461696